AF233496

DES
INHALATIONS

MOYEN DE TRAITEMENT
DES MALADIES
DES VOIES RESPIRATOIRES

PAR

CHARLES BELOT

Docteur en médecine de la Faculté de Paris, de l'Université de Leipsick,
de la Faculté des sciences médicales de Madrid.

Propriétaire-Directeur des Hydrothermes

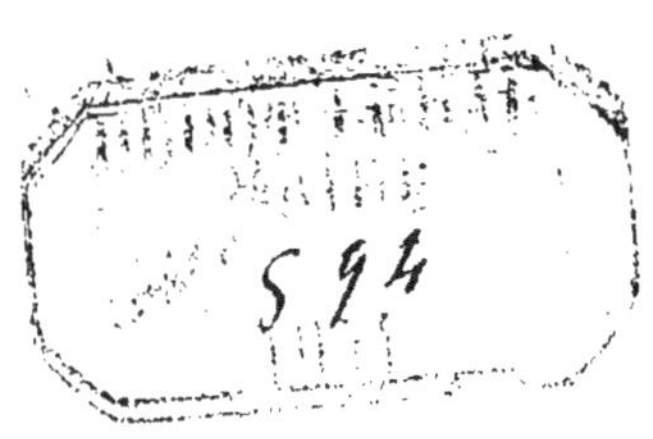

PARIS

IMPRIMÉ CHEZ ALCAN-LÉVY

61, RUE DE LAFAYETTE, 61

—

1874

DES

INHALATIONS

Toutes les fois qu'il sera possible d'attaquer un mal localement, qu'il sera donné d'atteindre la lésion sur le point même où elle existe, les chances de guérison seront beaucoup plus grandes et le malade sera toujours plus promptement soulagé que lorsqu'on est forcé d'avoir recours à la médication interne. Une lésion quelconque est combattue en lieu et place d'une manière bien plus directe et active; le médicament conserve toute son intensité, toute son action ; il n'est pas affaibli en passant par l'estomac pour arriver par la circulation sur l'endroit malade ; le reste de l'économie ne se ressent pas de l'introduction dans le système général d'une substance qui ne doit agir que sur un point déterminé. C'est ce qui fait l'éclatant succès de la chirurgie. Nul aujourd'hui ne donnera des médicaments internes pour combattre une affection purement locale des yeux ou de l'oreille. De même, des maladies cutanées, où l'action locale est suffisante et agit brièvement. En un mot, il n'y a pas de médecin qui traite les affections locales par des moyens internes, s'il peut faire autrement ; et s'il nous était possible d'atteindre chaque lésion organique directement, la médecine deviendrait une science exacte à résultat mathématique (1). Où en sommes nous de la thérapeutique des organes respiratoires? C'est la question que je me permets de traiter dans ces lignes.

Les Grecs et les Romains se servaient de l'air atmosphérique modifié, sous certaines influences, dans le traitement des maladies des bronches et du poumon ; ils s'en servaient comme véhicule des substances qu'ils voulaient mettre en contact avec la membrane muqueuse des organes respiratoires, pour l'exciter ou la calmer selon le besoin. Les médecins des temps les plus reculés, et du moyen âge surtout, devaient certainement tirer parti de ces substances odoriférantes qui étaient tant de mode dans l'emploi cosmétique et journalier de leur temps. En effet, Arétée, Galien, Pline, Aétius, Dioscorides, et plus tard les Arabes, faisaient grands éloges de l'emploi de vapeurs arsénicales et sulfureuses dans le traitement des maladies de la poitrine, en particulier de l'asthme, de la toux convulsive, etc. Ce

(1) Cette thérapeutique locale est fille légitime de l'école physiologique, de la médecine organicienne, la seule exacte, la seule vraie, et qui fit la gloire de l'ancienne école de Paris. Il n'est pas de maladie sans lésion, pas plus qu'il n'y a de fumée sans feu, d'effet sans cause, dit Piorry, le dernier champion de l'organicisme. Dans la recherche de la lésion est la vérité pathologique et l'exactitude du diagnostic, de même que dans la localisation du traitement est la vérité thérapeutique. Aussi est-il pénible de voir qu'on s'éloigne en France de la grande vérité médicale, qui eut pour défenseurs Bichat, Broussais, Rostan, Piorry, Bouillaud, pour laisser l'Allemagne cueillir le fruit de leurs efforts. On ne peut que regretter amèrement qu'on ait éloigné de l'enseignement cette voix si autorisée de Piorry, si pleine de force et d'entraînement, et si capable encore d'inspirer le feu sacré à la jeunesse intelligente, et l'initier à la vraie pratique médicale.

qui est peut-être moins connu, c'est que déjà Arétée employait l'air de la mer comme antiphthisique à cause de son action *siccative* sur les ulcérations du poumon, et que Galien conseillait aux malades affectés du poumon d'aller respirer des vapeurs de soufre aux environs du Vésuve et de l'Etna. Mais la première application réelle, le premier établissement sérieux dont nous ayons connaissance, où furent employées les inhalations, fut fondé par Thomas Beddoes, à Clifton, en l'année 1796. Il faisait inhaler des gaz, l'oxigène, le gaz hilarant, etc., et il fut le premier à appliquer scientifiquement l'air des étables dans le traitement de la phthisie; mais l'engouement produit par la nouvelle méthode fut de courte durée, et elle fut bientôt abandonnée. Ce n'est que vers l'année 1820 que commencent les efforts sérieux des médecins et les études sur l'application directe des gaz sur les organes respiratoires. Bourgeois et Cottereau appliquent le chlore en France; Pagenstecher et Albers font de même en Allemagne, et Toulmouche fait voir les inconvénients de son application. Piorry, le premier, administre l'iode par la voie directe, et Laennec entoure les lits des malades de varecs. A l'étranger, Berton, Murray, Scudamore faisaient les mêmes études (1).

(1) L'usage des inhalations comme traitement des maladies des voies aériennes est tellement naturel, que le peuple s'en sert instinctivement; c'est ainsi que l'usage de l'air des étables est de toute antiquité; que les gens qui ont des enfants avec la coqueluche les mènent dans les usines à gaz pour les guérir, en les laissant pendant un certain temps dans la chambre à épuration.

La médecine vétérinaire, qui est si rationnelle, emploie de toute antiquité les fumigations de soufre pour guérir la morve, et M. Truaut, spécialiste vétérinaire des chiens, qui a son établissement à l'avenue des Thernes, me dit que depuis longtemps il se sert des fumigations et des inhalations pour traiter les maladies du nez, de la gorge et des bronches.

Après ce mouvement donné, on ne s'arrête plus, le nombre des médecins appliquant directement les médicaments par les voies aériennes, s'accroît de jour en jour, et on ne s'en tient pas seulement aux gaz, et E. Tabarié communique à l'Académie des sciences le résultat de ses travaux sur l'air comprimé, en décembre 1832. Mais où cette branche importante de la thérapeutique acquiert toute son importance, c'est avec la découverte de Sales Girons de la *pulvérisation des liquides*, c'est-à-dire la transformation des médicaments liquides en une poussière impalpable qui, se trouvant dans l'atmosphère, est inhalée pendant l'inspiration et agit sur la muqueuse du conduit aérien. C'est, dès ce moment que l'atmiatrie devient un art important, dont l'application est suivie des résultats les plus sérieux et pour la science et pour la pratique.

La question de savoir si les médicaments pulvérisés arrivent ou non aux dernières ramifications pulmonaires, est aujourd'hui hors de doute pour tous ceux qui s'occupent de bonne foi de l'atmiatrie. La pulvérisation se fait d'une manière si complète, l'air ambiant se trouve tellement imprégné du médicament, qu'à moins de ne pas respirer du tout, il est impossible que l'action locale du médicament ne se fasse pas sentir. Les résultats qu'on obtient journellement dans le traitement des hémorragies pulmonaires par les inhalations du perchlorure de fer en sont une preuve évidente. Toutes les hémorragies cessent en fort peu de temps. Comment admettre comme cause de maladie du poumon chez les scieurs de pierre, les ouvriers en métaux, etc., l'action de la poussière de ces corps sur le parenchyme pulmonaire, et ne pas admettre que des substances introduites

de la même manière puissent avoir une action thérapeutique bienfaisante ; c'est vouloir se refuser à la saine logique.
Cependant on n'est pas d'accord, et l'opinion des médecins
relativement à la pénétration de liquides pulvérisés dans le
poumon peut être divisée en trois catégories ; les uns nient
absolument l'introduction de ces substances dans le parenchyme pulmonaire ; d'autres admettent la pénétration
dans les dernières ramifications et leur accordent le pouvoir d'une action absolue et bien déterminée, et d'autres,
enfin, admettent bien l'entrée de ces subtances étran-
gères, mais ne leur concèdent aucune action parce que,
disent-ils, elles se trouvent rejetées au dehors par le mouvement de l'expiration et par l'expectoration. Pour les premiers, il n'y a rien à leur dire, tant il est vrai qu'il y a des
gens qui préfèrent nier tout progrès, plutôt que de se donner la peine d'étudier la question ; quant aux derniers,
l'expérimentation et ses résultats pratiques les convain-
cront à la longue de la puissance d'action thérapeutique
des liquides pulvérisés et des inhalations en général comme
agent curatif des maladies des voies aériennes.

On emploie dans la pratique deux moyens pour arriver à
pulvériser les liquides : l'un, l'air comprimé, mis en usage
pour la première fois par Sales Girons ; l'autre, la vapeur
d'eau, appliqué par Siegle, de Stuttgard. Les deux sys-
tèmes sont arrivés à un grand degré de perfection. Je pré-
fère la vapeur pour les grands établissements , pour les
grandes salles à inhalation, et j'invite à visiter celle que je
viens d'ouvrir au public, aux Hydrothermes, à l'avenue
Malakoff. C'est l'installation la plus parfaite qui existe ; la
force motrice est la vapeur, et le résultat est tellement

complet, qu'en cinq minutes toute la salle peut être remplie de la substance médicamenteuse dont on veut faire usage. Les appareils ont été fabriqués avec un soin extraordinaire par Galante, à qui sont dus tous les perfectionnements pratiques de l'appareil de Siègle. L'avantage et l'usage de la vapeur comme agent pulvérisateur est immense ; la production du liquide pulvérisé est uniforme, et on peut graduer l'action du médicament, augmenter ou diminuer selon le besoin. De plus, dans ma salle à inhalation, je puis en même temps appliquer différents médicaments à différentes personnes à la fois, ou bien donner à tous le même, ce qu'on n'est pas encore parvenu à faire avec les appareils et l'autre système à air comprimé ; l'usage de mes inhalateurs est excessivement simple, et un enfant peut les faire marcher.

On ne peut pas nier les avantages immenses de l'atmiatrie dans le traitement des maladies des voies aériennes ; outre celui d'attaquer le mal localement, le combattre sur le siége même de la lésion, on a celui d'épargner l'estomac pour conserver les forces du malade par une alimentation hygiénique. On n'a plus à donner ces sirops et ces médicaments à action plus ou moins douteuse sur le mal, mais produisant à coup sûr un effet nuisible sur l'état général, affaiblissant la puissance digestive, détruisant l'appétit, produisant des diarrhées qui, venant augmenter la faiblesse générale, abrégent les jours des malades au lieu de les prolonger, et contrarient la vraie médecine dans son but essentiel, celui de guérir ou de soulager.

Par l'usage des inhalations, on obtient non-seulement

les avantages dont il vient d'être question, mais il en est d'autres encore qui sont à considérer. Pour que le médi-cament pénètre jusqu'aux dernières ramifications pulmonaires, il est de toute nécessité que le malade fasse des inspirations profondes, souvent répétées ; par ce mouvement cadencé des muscles du thorax, on augmente la capacité du poumon; on met, en un temps donné, une plus grande quantité de sang en contact avec l'air atmosphérique, la nutrition pulmonaire se trouve donc en cela perfectionnée; un des premiers effets de l'inhalation, est d'augmenter l'appétit des malades et de leur donner des forces. L'effet de ces respirations profondes et accélérées était déjà connu, et il fut introduit comme moyen thérapeutique par Piorry, qui présenta, en 1860, à l'Académie des sciences, un mémoire sur le pouvoir des grandes respirations, sur les mouvements et les contractions du cœur. Cette gymnastique pulmonaire est très employée, et on en fait grand cas dans tous les établissements spéciaux aux maladies de poitrine, en Allemagne et en Angleterre. Niemeyer, Hutchinson, la recommandent surtout pour combattre les hémorragies du poumon, pratique recommandée depuis longtemps par Piorry avec succès.

Les travaux de Delmas, de Bordeaux, nous prouvent avec quelle promptitude les médicaments sont absorbés par la muqueuse pulmonaire ; cela explique la violence avec laquelle agissent certaines substances appliquées par la voie directe et comment le perchlorure de fer arrête presque instantanément les hémorragies.

Toutes les substances solubles peuvent être employées par les inhalations : les plantes peuvent être administrées en infusion, en décoction. Le choix du médicament dépend de son action physiologique sur la muqueuse, la seule qui puisse être prise comme point de départ et qui doive nous guider. Il faut tenir compte de l'état anatomique des organes avec lesquels le médicament doit être mis en contact avant de développer son action sur le point de la lésion qu'on veut traiter, car il pourrait arriver que l'état pathologique de ces organes eux-mêmes devînt une contre-indication pour le médicament. C'est-à-dire que lorsqu'un médicament serait indiqué dans un cas donné d'une affection de poumon, il faut bien se rendre compte si l'état anatomique des bronches ou de la trachée n'est pas une contre-indication ; de même, lorsqu'on devra traiter une affection du larynx ou des bronches, il faudra d'abord se rendre compte de l'état des poumons, si ceux-ci ne s'opposent pas à l'application du médicament.

L'administration des médicaments par la voie directe est donc une étude difficile, et qui exige beaucoup de soins et une grande expérience du médecin qui la dirige, et une profonde connaissance de l'action physiologique des substances qu'il veut employer.

Les médicaments les plus usités et qui ont été étudiés jusqu'à présent, sont :

L'eau froide, à basse température ; l'eau à la température ordinaire ; l'eau chaude ; toutes les décoctions mucilagineuse, aromatiques, narcotiques, astringentes, chaudes et froides. Les eaux minérales de toutes sortes ; il n'y a presque pas de station thermale importante qui n'ait sa salle d'inhalations. L'eau de mer froide et tiède. Les eaux sulfureuses.

Les teintures ; la teinture de belladone, de jusquiame, de rathania, de strammonium, de digitale, de ciguë, etc., etc.

Les astringents : le perchlorure de fer, l'alun, le sulfate de zinc, le sulfate de cuivre, le tannin, etc.

L'iodure de potassium, le deutochlorure de mercure, l'hydrochlorate d'ammoniaque, l'eau de chaux.

Les substances résineuses : l'huile de pin, de térébenthine; l'acide arsénieux ; la solution de Fowler; la liqueur de van Swieten; l'éther, le chloroforme, en un mot, tous les médicaments peuvent être administrés par les voies aériennes, de manière à agir directement sur la lésion. Il ne s'agit que de bien étudier leur indication et la dose à laquelle on doit les administrer, ne perdant pas de vue ce point essentiel que leur action est beaucoup plus violente, prompte et active par la voie directe que par l'estomac.

La durée de la séance dépend des forces du malade, de l'affection qu'on a à combattre et de la dose à employer. Avec ma salle nouvelle, la séance peut durer aussi longtemps qu'il y a de vapeur à la machine et de médicament dans le réservoir ; c'est la perfection du système.

Les inhalations doivent, en général, se prendre au moins deux fois par jour, et le terme moyen de durée de chaque séance est d'un quart d'heure.

Habituellement j'agis ainsi : je fais faire une séance d'un quart d'heure, puis le malade passe à la douche ou au bain, qui fait partie du traitement, et, en sortant de la douche ou du bain, je renouvelle la séance, et cela deux fois par jour, le matin et l'après-midi.

Toutes les affections des voies aériennes, du pharynx aux poumons peuvent, doivent être traitées par les inhalations, et bien plus, on ne devrait pas en employer d'autre, tant le traitement est facile à employer et fécond en résultats heureux.

Pour en nommer quelques-unes, les affections où on a employé le système et dont on a des observations suivies du plus grand succès :

Maladies du nez. — Hémorragies nasales, ulcérations, croûtes indurées, catarrhe nasal, ozène, etc.

Maladies de la gorge. — Angines tonsillaires, ulcérations ; diphtérite ; affections syphilitiques locales.

Maladies du larynx.. — Aphonie, enrouement, toux, ulcérations, phthisie laryngée, toux convulsive.

Maladies des bronches. — Hémorragies, catarrhe bronchique, catarrhe chronique, bronchite chronique.

Maladies du poumon. — Hémorragie pulmonaire, phthisie, asthme, pneumonie chronique, pleurésie chronique, épanchements pleurétiques, toux chronique.

La salle d'inhalation est ouverte toute la journée.

Un élève intelligent surveille les inhalations et se tient à demeure dans la salle.

L'établissement que j'ai fondé à l'avenue Malakoff n'est pas une maison de santé ordinaire, c'est une station thermale unique en son genre, puisqu'elle joint à l'avantage d'être située à Paris, près le bois de Boulogne et près la station du chemin de fer qui la met au centre de Paris, celui d'être un dépôt de toutes les eaux minérales d'Europe, de pouvoir les appliquer comme dans les stations de bains, et de réunir sous la main tous les moyens hygiéniques que l'art emploie pour venir en aide à la thérapeutique générale. C'est ainsi qu'on y trouve un établissement hydrothérapique complet, double, où le département des dames est entièrement séparé de celui des hommes.

Des bains turcs ou bains romains avec douche et piscine.

Des bains de vapeur et des bains russes.

Des bains électriques.

Des minéraux de toutes sortes, en bains et en douches; bains de Baréges, de Vichy, etc., etc.

Des appareils à fumigation pour les bains résineux, térébenthinés.

Une salle à inhalation complète.

Une salle à inhalation sulfureuse, spéciale, près les bains et douches de Baréges.

Une salle à inhalation de substances résineuses.

Une salle de douches pharyngiennes pour le traitement des maladies de la gorge.

Une salle de gymnastique pour faire la réaction après les douches.

Dans la salle de douches des dames, il existe un appareil spécial pour les **douches vaginales ,** où on peut les prendre d'eau naturelle à toutes les températures, ou bien médicamentées, selon l'exigence du cas à traiter.

De grandes galeries servent de promenade par les mauvais temps.

On reçoit des externes et des pensionnaires pour lesquels il y a des chambres et appartements confortables.

Paris. — Imprimerie Alcan-Lévy, rue Lafayette, 61.

HYDROTHERMES

TRAITEMENT

DES

MALADIES CHRONIQUES

Avenue Malakoff, 133

Docteur CH. BELOT, directeur-propriétaire.

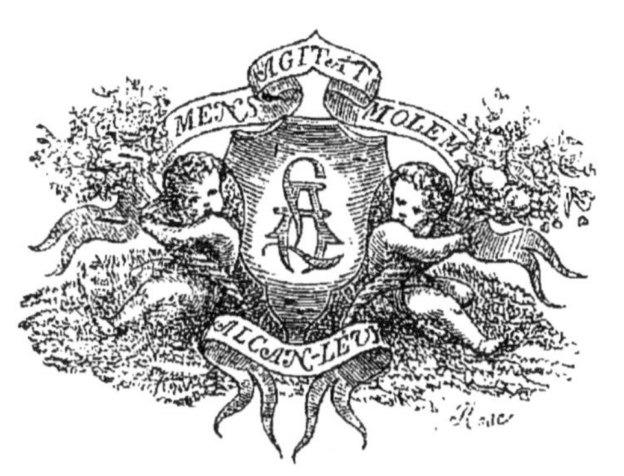

24